Educación sexual para todos

Sexo Preguntas y respuestas

1. ¿Qué es el sexo?

El sexo se refiere a todos los actos que pueden excitarte sexualmente. El sexo no está limitado al sexo. También incluye besos, caricias y sexo oral, entre otros. También puedes tener sexo contigo mismo (esto se llama masturbación). La sexualidad es un elemento central de la condición humana. Es una manera normal y positiva de expresarte. La sexualidad involucra no solo el sexo, sino también otros temas como el placer sexual y la intimidad, la anatomía y la posibilidad de tener hijos, así como tabúes y valores sobre la orientación sexual.

Razones para tener sexo

Puedes tener una sexualidad por diferentes motivos, por ejemplo porque quieres:

tener hijos;

experimentar placer sexual;

expresa tu amor y otros sentimientos;

experimentar intimidad;

relajarse...

Diferentes formas de tener una sexualidad

Puedes tener una sexualidad de diferentes maneras:

teniendo sexo

acariciándote;

abrazándote;

besándote;

lamiéndote;

estimulando las zonas erógenas del cuerpo ...

Puedes tener sexo con alguien o contigo mismo (masturbación).

El sexo no se trata solo de adoptar las técnicas correctas.

Prestar atención a los sentimientos y deseos de los demás, compartir intimidad y crear una atmósfera de apoyo también son importantes.

Experimenta y descubre lo que tu pareja y tú prefieren.

Habla sobre tus deseos y sentimientos con tu pareja.

También puedes hacer tus propios experimentos.

El sexo puede ser diferente cada vez.

La vida sexual de las personas puede cambiar durante su vida, por ejemplo, porque su cuerpo o deseo sexual (libido) evoluciona. Es normal. Algunas personas no tienen sexualidad por períodos más largos o más cortos.

Pareja charlando en la cama

Diferentes relaciones y vidas sexuales

Las personas tienen diferentes tipos de relación y vida sexual. Por ejemplo: algunas personas tienen relaciones sexuales antes del matrimonio, otras están esperando el

matrimonio. Algunas personas tienen solo un compañero,
otros más de uno.

Las personas del mismo sexo también pueden tener
relaciones sexuales juntas (homosexualidad).

2. ¿Cómo se lleva a cabo el acto sexual?

El acto sexual es un acto simple con mecanismos
complejos, en el que uno encuentra placer y que, además,
es necesario para la reproducción.

Otra posible definición reductiva es la penetración de la
vagina de la mujer por el pene del hombre, la penetración
durante la cual el hombre emite semen llamado esperma,
que se utilizará para fertilizar el óvulo.

De hecho, cada uno tiene su propia forma de definir el acto
sexual, basado en lo que han vivido y cómo se sienten.

Hacer el amor es un placer que responde a un deseo natural
y profundo.

Es un verdadero arte: movilizar el cuerpo y la mente para divertirse y complacer a la pareja.

Es un acto natural y ancestral necesario para la reproducción de la especie humana.

Y es sobre todo una de las maneras de manifestarle al otro su amor.

¿Cómo te va?

El hombre entra a la mujer, disfrutan y después de que fuman un cigarrillo...

Eso es lo que vemos en las películas, eso es lo que sucede a veces en la vida y eso es lo que imaginamos cuando nunca lo hemos hecho. Entonces, en lugar de describirte por el menú lo que probablemente ya sabes, aquí hay algunas pequeñas referencias de vocabulario:

• Seducción

•Deseo

• Preludios sexuales

•Zonas erógenas

•Fantasías

• excitación

• erección

• Las posiciones

• orgasmo

• eyaculación

•Placer

• Masturbación

3. ¿Qué es la penetración durante el coito o el acto sexual?

Cuando un hombre y una mujer son seducidos por el otro, la idea de hacer el amor puede tocarlos con bastante rapidez.

Después de largas semanas (¡o horas, o minutos!) De paciencia, poder tocar el cuerpo de quien los fantasea es un verdadero Grial para los hombres.

A muchos hombres les encantan los preliminares, (que digo, los AMAN), pero es cuando llega el momento de la penetración que sienten una verdadera liberación, una plenitud mezclada con un sentimiento de fusión incomparable. Como literalmente sumergirse en el abismo del cuerpo de una mujer.

En primer lugar, cuanto más se lubrica la vagina, más agradable es la penetración. Los adjetivos que aparecen más a menudo para describir las sensaciones durante la penetración son más o menos calientes, más o menos húmedos...

Sin embargo, algunos hombres admiten no sentir los mismos efectos según la mujer a la que ingresen. Hay tantas mujeres como vaginas, algunas son muy angostas, y otras son más anchas, más largas, más cortas...

Como hay tantos penes como hombres. El encanto de la diversidad, ¿qué?

Sensaciones de penetración según posiciones

Dependiendo de las posiciones sexuales elegidas durante la penetración, los sentimientos por el hombre y la mujer son diferentes.

El estilo perrito es una de las posiciones favoritas de los hombres, en primer lugar porque les da un ángulo de visión muy emocionante, pero también porque permite una penetración muy profunda y un acceso directo del pene en el punto G (este Santo Grial ubicado en la parte anterior parte de la vagina).

Y quien dice que el punto G dice placer, y el placer de su compañero, él siente (y comparte).

Durante la penetración, los hombres pueden sentir el orgasmo de la mujer porque a veces la vagina emite eyaculación y especialmente porque se contrae involuntariamente.

Estas contracciones son más o menos potentes según la musculatura del perineo de la mujer.

Si ha aprendido a hacer músculo, las contracciones pueden ser más intensas y aumentar la sensación de placer para el hombre.

4. ¿Qué es el sexo oral?

El placer sexual es muy popular entre muchos hombres, el sexo oral sin condón todavía puede transmitir infecciones de transmisión sexual (ITS).

Los hombres rara vez dicen que no a este pequeño placer que es la mamada. Pero sin un condón, esta práctica conlleva riesgos de infecciones de transmisión sexual

(ITS) con diversas consecuencias según el caso.

Sin embargo, es muy difícil estimar el número de personas

que tienen una infección o una enfermedad causada por el

sexo oral porque a menudo se combina con otros tipos de

sexo. Sin embargo, ¿conoces estas diferentes ITS que

puedes detectar practicando sexo oral sin protección?

VIH y mamada

Dado que el virus VIH está presente en el semen, muy

raramente se puede transmitir durante una mamada si hay

eyaculación en la boca del compañero. Este riesgo es

difícil de evaluar. De hecho, los resultados de un estudio

que comprendía 250 parejas heterosexuales

sero-discordantes (una seropositiva y la otra seronegativa)

no pudieron demostrar la conversión del sero (sero

negativo se vuelve VIH positivo) cuya causa sería el sexo

oral. Por otro lado, entre alrededor de cien parejas homosexuales, casi el 8% de las conversiones de sero se atribuyeron al sexo oral.

Según muchos estudios, el riesgo de transmisión del VIH durante el sexo oral es poco frecuente en ausencia de lesiones orales preexistentes. Sin embargo, este hallazgo no debe fomentar la práctica del sexo oral sin protección porque no existe riesgo cero.

Papilomavirus

El virus del papiloma humano (VPH) es la ITS más común en la población y afecta tanto a hombres como a mujeres. Esta infección tiene varios tipos, que pueden causar daños en los genitales, el ano o la boca. Si la mayoría de las veces la persona infectada se deshace de ellos de forma natural, las lesiones a veces pueden convertirse en un tumor benigno (condiloma para ambos sexos) o maligno (cáncer de cuello uterino). En el caso de una otorrinolaringología (ORL), cuyo origen es el VPH, la tasa de supervivencia es de 80 a 90% con radio quimioterapia.

Como ahora hay una vacuna disponible para adolescentes que aún no han tenido relaciones sexuales, la cantidad de personas infectadas debería disminuir en los próximos años.

Herpes

Los virus de la familia del herpes se dividen en varias categorías. Los dos más comunes son el herpes tipo 1 (HSV1) y el herpes tipo 2 (HSV2). La primera se localiza a menudo en el nivel oral, mientras que la segunda afecta principalmente a las áreas genitales, aunque actualmente ambos tipos de herpes se encuentran homogéneamente en estos dos sitios.

El sexo oral sin condón puede provocar infecciones por herpes tipo 1 o 2. La terapia antiviral se puede recetar para infecciones recurrentes.

Hepatitis B y C

Debido a que el virus de la hepatitis B es altamente infeccioso, se recomienda vacunarse antes de participar en cualquier actividad sexual con una persona que esté contaminada. Según muchos estudios, no se describe la transmisión de la hepatitis C durante una mamada sin condón.

Trichomonas

Mientras que el VPH es la ITS más común en el mundo, las tricomonas son las ITS más comunes. Afecta más a las mujeres, pero no se transmite en una relación exclusivamente genito-oral. Tomar antibióticos puede tratar esta enfermedad.

Gonococo y clamidia

Estas dos infecciones se transmiten tres veces más a menudo durante un informe genital que durante la práctica del sexo oral. Sin embargo, si no se tratan a tiempo, pueden provocar complicaciones. Cuando están presentes en la faringe, los gonococos son más difíciles de tratar porque son más resistentes a los antibióticos. En cuanto a la clamidia, la infección genital produce inflamación del cuello uterino o de los tubos. Pero si no se trata, puede causar infertilidad en las mujeres. Ambas infecciones se tratan fácilmente con antibióticos.

Sífilis

Si bien la sífilis fue muy discreta en los años 90, desafortunadamente tiene una explosión de nuevos casos en la última década. La bacteria responsable de esta infección es muy contagiosa. De hecho, se estima que el 50% de los contactos de la mucosa pueden transmitir sífilis, incluido el sexo oral sin protección. Una vez que el compañero está contaminado, pueden formarse ulceraciones (pérdida de sustancias que causan una herida) en los labios, el paladar, la lengua o las amígdalas. Si la administración de un antibiótico permite eliminar la infección, es importante especificar que una infección no tratada puede alcanzar varios órganos.

Prevención

Aunque el sexo oral sin preservativo es mucho menos riesgoso que genitalmente generalizado, algunas infecciones como el VPH o el herpes se transmiten fácilmente durante el sexo oral sin protección. Por lo tanto, si quiere evitar contraer una ITS, obviamente se recomienda el uso del condón. También es aconsejable vacunarse contra la hepatitis B y el VPH antes de tener relaciones sexuales con una nueva pareja.

5. ¿Qué es el sexo anal?

Cuando hablamos de sexo anal, pensamos ante todo en la sodomía, que adolece de muchos conceptos erróneos. A menudo escuchamos que duele, que es sucio y degradante. Con respecto al dolor relacionado con la sodomía, debe tenerse en cuenta que, desde un punto de vista fisiológico, el ano no está diseñado para la penetración. El acto puede ser doloroso si no se practica en buenas condiciones. Es esencial sentirse así y divertirse. Como el cerebro está bien hecho, el dolor puede convertirse rápidamente en placer si estás particularmente excitado. La actualización de higiene es muy importante. Para muchas personas, la sodomía está sucia porque está relacionada con el ano y, por lo tanto, con las heces. Algunas mujeres han elegido "jugar el juego", siendo completamente cómodas y seguras con su pareja. Y muy mal si hay algún inconveniente. A otros les gusta practicar la sodomía, pero en condiciones óptimas. Es importante no haber comido demasiado antes, tener los intestinos vacíos al máximo y darse una buena ducha antes

de la intimidad. Por motivos de higiene, también es posible

utilizar una pera enema para evitar sorpresas

desagradables.

La sodomía puede ser una fuente de placer incomparable,

siempre que se practique en buenas condiciones. El lema

es gentileza. Su compañero no debe ser insistente o

abrupto, a riesgo de lastimarlo realmente. Algunas mujeres

incluso tienen orgasmos con penetración anal. El esfínter

anal es una de las áreas más erógenas del cuerpo.

No dude en usar lubricante para facilitar la penetración.

Pero no opte por un gel calefactor o con gustos

particulares, para evitar cualquier problema de irritación.

Hay muchas posiciones ideales para practicar el sexo anal.

Una de las posiciones más populares es sentarse a

horcajadas sobre tu amante, de vuelta a él. La posición de

la cuchara es íntima, sexy y apropiada para las primeras

veces. Doggie también conoce muchos seguidores porque tiene muchas ventajas. Tu pareja podrá acariciar tus senos y clítoris para darte más placer.

Antes del sexo anal, es importante tomar precauciones. El primero se refiere al uso obligatorio de condones. La sodomía puede transmitir muchas infecciones, enfermedades de transmisión sexual, como el SIDA. La penetración nunca debe ser abrupta, ya que esto puede causar escasez o sangrado. También debe evitar pasar de la penetración anal a la penetración vaginal. Existe un alto riesgo de infección vaginal debido a los gérmenes en el recto. Después de un informe anal, algunas mujeres son propensas a algunos inconvenientes, como flatulencias, hinchazón o tener una gran necesidad de ir al baño. En cualquier caso, es esencial sentirse cómodo con su pareja, a riesgo de una mala vida después del sexo anal.

En el sexo anal, no es solo sodomía. Para un buen comienzo, hay caricias anales, ideales para descubrir. Son una excelente manera de saber si te sientes cómodo y quieres llegar más lejos. En cuanto al dolor, no tengas miedo. Mientras las caricias se prodiguen suavemente, no hay razón para ser lastimado. Algunas parejas optan por el uso de juguetes sexuales, para descubrir las sensaciones causadas por la estimulación de esta área íntima. También hay analdigitus, que es la penetración de los dedos dentro del ano. Otra práctica es las cunnilingus anal. Muchas personas alcanzan el orgasmo con esta práctica. No causa ningún dolor, pero puede sentirse realmente avergonzado ya que este acto es delicado e inmodesto. Se necesita un total dejar de apreciar. Recuerde que la higiene es absolutamente esencial con una ducha obligatoria.

6. ¿Qué es la masturbación?

La masturbación ya no es un tema tabú, en cualquier caso, más de lo que ha sido. Y como hablamos de ello, existen diferencias significativas entre hombres y mujeres en este nivel. ¿Qué son y qué se deben a ellos?

7. ¿Cuáles son las implicaciones médicas sobre la masturbación?

Según varias fuentes médicas, la masturbación:

• Mejora el rendimiento masculino

• Previene el cáncer de próstata

• Reduce el estrés

• Incrementa el placer en dos

• Promueve el orgasmo vaginal

• Mejora el sueño

• Alivia el dolor

Pero para comparar con las fechorías enumeradas en el siguiente párrafo, es mejor prescindir de ellas.

Las consecuencias nocivas de la masturbación son las siguientes:

Causa impotencia o esterilidad: hay una veta que lleva sangre al órgano genital del hombre: una práctica frecuente de la masturbación causa un secado gradual de esta vena. Por lo tanto, el órgano ya no se riega adecuadamente. Pequeñas vetas colaterales toman el control, se hinchan y se descomponen. Este fenómeno produce falta de erección e impotencia. La eyaculación frecuente conduce al empobrecimiento de los espermatozoides. De hecho, la evacuación del stock de esperma provoca una actividad excesiva en los testículos para reconstruir el stock. Esta reconstitución debe ir acompañada de una alimentación excesiva de energía, proteínas y otros. A menudo estos elementos no están presentes en cantidad suficiente en el cuerpo para poder responder a esta fuerte demanda. Por lo tanto, los espermatozoides no se reproducen en cantidad y calidad suficientes, de ahí la aparición de esterilidad.

Una persona que se encuentra en tal estado de debilidad tenderá a huir y se sentirá atraída por la homosexualidad.

- Causa hipersensibilidad del órgano genital:

* Contrariamente a la creencia popular, el órgano se vuelve muy sensible. El esperma es evacuado por simples toques o algunos pensamientos. A veces incluso sucede que estas evacuaciones de esperma ocurren con frecuencia inconscientemente y en pequeñas cantidades por los movimientos corporales de la vida cotidiana, la fricción con la ropa, la visión de imágenes sensuales, y así sucesivamente. Por lo tanto, existe el fenómeno de la sobreactividad mencionado anteriormente.

* Esta hipersensibilidad también puede provocar trastornos en la fuerza de retención o evacuación de la orina.

* La evacuación de la orina con fuerza va acompañada de esperma.

* Problema de continencia de orina, por ejemplo, reír demasiado fuerte o cargar un objeto pesado.

* Problema de eyaculación precoz.

- Puede causar un debilitamiento del cerebro:

* Los pensamientos eróticos y prohibidos destruyen la concentración y la actividad intelectual saludable. También causan una disminución en el placer y el disfrute durante las relaciones íntimas en la pareja.

* Las erecciones frecuentes debilitan aún más los nervios.

* La masturbación también puede conducir a un debilitamiento de la vista y dolores de cabeza; un simple esfuerzo al caminar o un cambio rápido de posición (levantarse o sentarse) puede hacer que aparezca un "velo negro" delante de los ojos.

* Este hábito también puede causar pérdida de memoria, ojos pesados después de un esfuerzo por estudiar. Esto tiene el efecto de reducir la motivación para el aprendizaje.

- Daña el hígado:

* El hígado participa en la producción de sangre. La descarga frecuente de esperma mediante la masturbación conduce a una mayor demanda de componentes sanguíneos para producir esperma. El hígado está sobrecargado de trabajo. La cantidad de sangre no cumple con la demanda del cuerpo. Lo que lleva a:

* Tez amarilla de la cara.

* Pérdida de apetito.

* Fatiga y lasitud frecuente que causa pérdida de motivación, coraje, esfuerzo y actividad.

* Trastornos hormonales que pueden causar acné.

* Baja resistencia a la enfermedad.

* Estado colérico común para cosas insignificantes.

* Dolor en los senos...

-Afluencia del corazón:

* El calor natural del corazón disminuye porque no se reconstituye, lo que causa signos de vejez. Este calor natural del corazón y su disminución causa una debilidad del cuerpo o incluso desmayos crónicos.

* El bombeo de sangre del corazón es insuficiente y la sangre que no llega correctamente al órgano genital causa debilidad en la erección.

* La persona sufre de un sentimiento de culpa que destruye el coraje y desarrolla incomodidad. Ella experimenta repulsión y aversión pública (timidez y negativa a mezclarse con los demás).

-Deterioro de las funciones testiculares:

* Los testículos tienen la función de producir semen. La evacuación frecuente de los espermatozoides mediante la masturbación aumenta excesivamente la actividad

testicular. Esta sobrecarga causa una actividad defectuosa que puede provocar esterilidad, evacuación de sangre en lugar de semen y dolor en los riñones y los pies.

8. ¿Qué es la masturbación masculina?

Si la masturbación sigue siendo una práctica tabú en las mujeres, este no es el caso en los humanos. Para el sexo masculino, la masturbación es una práctica común. El hombre se masturba para relajarse, divertirse, alcanzar el orgasmo ... ya sea soltero o en una relación. En esta última situación, no significa que su esposa no lo satisfaga, sino que simplemente necesita conocerlo y cuidarlo. Además, la masturbación en humanos también es una necesidad física. De hecho, sus órganos producen semen que debe ser expulsado regularmente para dejar espacio para la esperma recién producida. Por lo tanto, mientras se masturba, el hombre libera semen a través de la eyaculación.

9. ¿Existe la masturbación femenina? ¿Qué es?

La práctica de la masturbación femenina sigue siendo extremadamente tabú y vergonzosa, sin embargo, muchos estudios muestran que es utilizada por la mayoría de las mujeres, ya sean solteras o en una relación. Es una muy buena forma de conocer tu cuerpo y sus zonas más erógenas, pero también para alcanzar el orgasmo. Además, algunas mujeres logran alcanzar el orgasmo solo masturbándose. En otras palabras, estos pequeños placeres solitarios permiten a las mujeres tener una vida sexual más satisfactoria y activa. De hecho, conociendo perfectamente sus áreas más sensibles, pueden guiar a su pareja para lograr una fusión sexual real.

10. ¿Qué causa el bajo deseo sexual?

La fatiga, el estrés, los cambios hormonales, los medicamentos o la rutina pueden causar una disminución de la libido. Sin embargo, la disminución del deseo no es inevitable. Aquí hay algunos consejos para aumentar su libido y recuperar una salud sexual satisfactoria.

11. ¿Qué es la sexualidad disfuncional?

La sexualidad disfuncional es cualquier problema físico o psicológico que impide que usted o su pareja obtengan satisfacción sexual. La disfunción sexual masculina es un problema de salud común que afecta a hombres de todas las edades, pero es más común al aumentar la edad. El tratamiento a menudo puede ayudar a los hombres que sufren de disfunción sexual. Los principales tipos de disfunción sexual masculina son: disfunción eréctil (dificultad para conseguir / mantener una erección), eyaculación precoz (alcanzando el orgasmo demasiado rápido), eyaculación retardada o inhibida (alcanzando el orgasmo demasiado despacio o nada), baja libido (interés reducido en sexo). Las causas físicas de la disfunción sexual general pueden deberse a: niveles bajos de testosterona, medicamentos recetados (antidepresivos, medicamentos para la hipertensión arterial), trastornos de los vasos sanguíneos como aterosclerosis (endurecimiento de las arterias) y presión arterial alta, accidente cerebrovascular o daño a los nervios de la diabetes o cirugía, fumar, alcoholismo y abuso de drogas. Las causas psicológicas pueden incluir: Preocupaciones sobre el desempeño sexual, problemas matrimoniales o de relación, depresión, sentimientos de culpa, efectos del trauma sexual pasado, estrés y ansiedad relacionados con el trabajo.

12. ¿Qué es la eyaculación precoz?

En general, los resultados de la eyaculación precoz de la sangre "fisiológica" y las reacciones musculares que ocurren durante la excitación sexual en los hombres son más fácilmente excitables, como verá más adelante en este texto. Aproximadamente el 35% de los hombres en el mundo son eyaculadores precoces, pero hay muchos tipos de EP (consulte los suyos). Afortunadamente, los primeros eyaculadores son cada vez más numerosos para consultar. ¡Pero cuidado! Los enfoques terapéuticos difieren y muchos no toman en cuenta las verdaderas causas de PE, o el placer que debe acompañar a la prolongación de la excitación.

Esta es la razón por la cual el abordaje al cuerpo es incomparablemente el más efectivo y el más corto para tratar este problema, porque se basa en las reacciones fisiológicas que causan la eyaculación precoz pero también en el placer que debe extraer un hombre cuando aprende a prolongar su excitación. .

Causas físicas u orgánicas de la eyaculación precoz

Son muy raros, pero puede suceder. Como en algunos hombres que sufren dificultades para descubrir su glande (fimosis); inflamación de la uretra; o un prepucio corto, por ejemplo. Estas situaciones requerirían cirugía o medicamentos. Esto no significa que la eyaculación precoz se resolvería.

Factores psicoemocionales

Encontramos más a menudo hombres que han desarrollado estrés y ansiedad debido a que sufren de eyaculación precoz, lo contrario es decir, hombres que se convertirían en eyaculadores prematuros porque estarían estresados y ansiosos. El estrés y la ansiedad de la eyaculación precoz a menudo se magnifican frente a una pareja que solo quiere o puede disfrutar de una penetración más larga. O bien, a través de relaciones sexuales infrecuentes espaciadas varios días o incluso semanas. Esto puede tener el efecto de aumentar el nerviosismo ya que los hombres ya son fácilmente excitables, especialmente si tienen una libido fuerte. Este círculo vicioso promoverá más eyaculación precoz.

13. ¿Cómo puedo detener la eyaculación precoz?

Si deseas modular o controlar tu excitación antes de eyacular, debes saber cómo frustrar las reacciones fisiológicas que ocurren en tu cuerpo bajo el efecto de la excitación sexual y que juegas tantos trucos malos, que probablemente seas parte de los hombres más fácilmente excitable

Al aprender habilidades corporales adecuadas, como respirar adecuadamente y moverse en diferentes posiciones para evitar la tensión muscular que conlleva el desencadenamiento de espasmos eyaculatorios, podrá

prolongar su emoción con su pareja y compartir con ella

un máximo de placer.

Un método o una técnica que no tiene en cuenta el placer

del hombre, siempre que no eyacule, a veces se convierte

en un esfuerzo y un inconveniente para muchos.

14. ¿Qué es el orgasmo?

El orgasmo es el momento más intenso en una relación

sexual. Se manifiesta por sensaciones placenteras en todo

el cuerpo que duran varios segundos. Se caracteriza por la

eyaculación en los hombres y por las contracciones

repetidas de la vagina en las mujeres. Este momento

también trae un profundo bienestar.

Las sensaciones placenteras que trae el orgasmo están

relacionadas con las hormonas. En situaciones de

bienestar, como durante las relaciones sexuales, el cerebro

produce hormonas que amplificarán las sensaciones. "En el momento del aumento orgásmico y el orgasmo, hay una secreción excesiva de dopamina, oxitocina y adrenalina, un gran brote hormonal que aumenta el placer"

15. ¿Qué es el orgasmo masculino?

El orgasmo, ya sea femenino o masculino, es una respuesta fisiológica del cuerpo que ocurre en el pico de la fase de excitación sexual. En los humanos, tiene lugar después de la estimulación de zonas erógenas y / u órganos sexuales (pene, testículos, ano, etc.). Físicamente, el orgasmo masculino generalmente produce eyaculación (pero no siempre), así como fuertes contracciones musculares. Finalmente, dura en promedio 6 segundos.

16. ¿Qué es el orgasmo femenino?

En las mujeres, el orgasmo puede ocurrir durante la estimulación directa o indirecta del clítoris y sus sensores sensoriales periféricos, la pared anterior de la vagina y el punto G o el cuello uterino. Sin embargo, la estimulación del clítoris parece ser el método más efectivo. Este órgano, exclusivo de la mujer, sirve solo por placer. Además, una mujer que acaba de alcanzar el orgasmo expulsaría menos esperma en menos de media hora después de tener relaciones sexuales. Para el 92% de las mujeres, la estimulación del clítoris es la forma más efectiva de experimentar el orgasmo. En general, este objetivo final se alcanza en unos minutos durante la masturbación.

Proporciona, según algunos, el orgasmo más intenso. Está rodeado por dos polos que se extienden a la vagina y facilitan la estimulación directa e indirecta. Por otra parte, se extiende dentro del cuerpo de la mujer. En algunos, es fácil estimularlo indirectamente en la región entre la pequeña bola de amor y el extremo superior de los labios mayores. Estimular el clítoris con los dedos o la lengua (cunnilingus) por lo general le da sentimientos intensos a la mujer. El uso de juguetes (vibradores u otros) también conduce al logro del placer.

La vagina también proporciona un orgasmo, más interno, en algunas mujeres. De hecho, el ocho por ciento del sexo femenino tendría orgasmos vaginales mientras que una de cada tres mujeres sería clitoridiana y vaginal. Sin embargo, varios investigadores afirman que es la estimulación indirecta del clítoris, especialmente por los tallos que, como sabemos, se extienden hasta la entrada de la vagina.

La entrada de la vagina, más que el interior en sí misma, es una fuente de placer para las mujeres. Sin embargo, ciertas posiciones favorecen la estimulación de un área interna, el punto G, el perrito (una penetración vaginal posterior) y la posición de Andrómaca (la mujer sentada sobre el pene del hombre acostado en la espalda) se encuentran entre las más efectivas. . En este último caso, es posible estimular el clítoris, directa o indirectamente, para un mayor placer. Algunas variantes también son efectivas. Depende de usted elegir el que prefiera.

Algunas mujeres experimentan un orgasmo durante la penetración anal: una práctica menos común en Occidente. Una vez más, el ano está provisto de muchos nervios sensoriales que pueden aumentar el placer, si el dolor está ausente. La penetración del pene o un consolador, acompañado de un movimiento de ida y vuelta, puede conducir al orgasmo.

Muy erógeno, el ano sigue siendo un orificio frágil. Tu pareja debe ser muy sensible durante las caricias y la penetración. Se recomienda el uso de un lubricante tipo KY. La saliva se puede usar como lubricante, pero se seca rápidamente y requiere la interrupción de las caricias para renovar la lubricación. Deben evitarse las jaleas de petróleo, como la vaselina, y los lubricantes anestésicos (que reducen el dolor).

Además, las posiciones que favorecen la penetración anal también permiten la estimulación del clítoris. Siempre tenga en cuenta que la suavidad debe prevalecer y que cualquier penetración debe interrumpirse en caso de dolor y / o malestar.

17. ¿Cuál es el punto G?

El punto G es un área dentro de su vagina que se sabe que es particularmente erógena: estimulada, permite a las niñas experimentar un intenso placer sexual. Debe su nombre al sexólogo Ernest Gräfenberg, el primero en haber realizado un estudio sobre el placer femenino hace 60 años.

Con un tamaño que corresponde, en promedio, al de una moneda, está en la entrada de su vagina, de 1 a 4 centímetros de profundidad. Tiene la forma de una pequeña bola que se hincha cuando se simula.

Explorar esta área puede, para algunas niñas, facilitar el alcance del orgasmo. Incluso puedes explorar esta área por tu cuenta cuando te masturbas. De lo contrario, sepa que durante los abrazos, ciertas posiciones pueden estimular más intensamente el Punto G: este es el caso de la posición del galgo, o la posición de Andrómaca.

18. ¿Cómo arreglar el trastorno orgásmico masculino?

El hombre generalmente se presentará con un problema de eyaculación retardada o ausencia de eyaculación. Si la ausencia de eyaculación está presente en todo momento y en todas las circunstancias, será necesaria una evaluación médica para determinar la causa. Ahora, la mayoría de los hombres que consultan por la ausencia de eyaculación pueden eyacular cuando se excitan ellos mismos, pero no pueden hacerlo durante la penetración. Una terapia sexual enfocada en la adquisición de nuevas habilidades será muy útil para resolver este problema.

19. ¿Cómo arreglar el trastorno orgásmico femenino?

La ausencia de organismo puede tomar diferentes formas en la mujer. Algunos nunca tienen éxito, ya sea solo o con socios. Otros lo hacen solos durante la masturbación, pero no pueden hacerlo con una pareja. Aún otros pueden alcanzar el orgasmo con un compañero, pero es tan largo y laborioso que prefieren renunciar la mayor parte del tiempo. Finalmente, hay mujeres que alcanzan el orgasmo por diversas caricias en la masturbación y con sus parejas, pero que no logran penetrar. Para muchas mujeres, esta dificultad relacionada con el orgasmo causará una disminución o una pérdida completa del deseo sexual.

20. ¿Qué es la eyaculación?

Durante una eyaculación, se expulsan de 1,5 a 4,5 ml de esperma después de 2 a 3 días de abstinencia. Esta cantidad es variable de acuerdo con la reconciliación de la eyaculación: cuanto más cerca están las eyaculaciones, menos cantidad de espermatozoides es importante (a menudo menos de 1 ml cuando hay dos eyaculaciones por día).

Hay tres fases, a menudo muy juntas:

- la fase de emisión: es una fase de preparación, donde el producto de las vesículas seminales, testículos, asas del epidídimo defectuoso y la próstata, ... se concentra en la uretra posterior después de haber salido de los conductos eyaculadores (ubicados en la próstata) . Es como si "el hombre se hiciera cargo", con una sensación preparatoria, que aún no es concomitante al orgasmo.

- la fase de expulsión: el esperma, concentrado en la uretra, es expulsado, gracias a una contracción de todos los músculos del perineo y la uretra, con una abertura del esfínter estriado y un cierre del cuello de la vejiga (para que los espermatozoides) no sube en la vejiga). La eyaculación se realiza con varios movimientos sacádicos, clásicamente espaciados 0,8 segundos, con la contracción de todo el aparato genital y los músculos del perineo.

- La fase del orgasmo, generalmente la eyaculación concomitante a través de sensaciones positivas en el perineo que induce una sensación cerebral de placer intenso y máximo. El orgasmo es, por lo tanto, la respuesta cerebral y sensorial que refleja la cascada fisiológica que tiene lugar en el nivel del perineo. Se asocia con signos generales como un aumento en la frecuencia cardíaca y la presión arterial, la dilatación de las pupilas y otras manifestaciones según el individuo (enrojecimiento de la piel, sudoración, contracturas musculares en general, etc....)

21. ¿Qué es la eyaculación femenina?

La eyaculación femenina está estrechamente relacionada con la estimulación del punto G. La existencia de este famoso punto G ha sido cuestionada durante mucho tiempo, pero hoy la investigación ha demostrado que esta zona erógena es, de hecho, parte de la vagina de la mujer. El tamaño de una moneda de diez centavos cuando está en "reposo" puede inflarse al tamaño de un dólar cuando se estimula. Como se encuentra a entre dos y tres centímetros de la entrada de la vagina detrás del hueso púbico, es muy posible que sea acariciado por el pene cuando está sobre su pareja.

Aunque el fluido eyaculado durante dicha excitación es a través del meato urinario, no tiene nada que ver con la orina. De hecho, es un líquido incoloro e inodoro cuya cantidad varía de una mujer a otra durante el orgasmo. Entonces, para responder a su pregunta, sí, ¡la eyaculación femenina es perfectamente normal! Muchas mujeres se sienten avergonzadas y un poco incómodas cuando sucede porque la eyaculación femenina todavía crea un elemento de sorpresa las primeras veces. Por contra, pocos socios se quejan!

Algunas mujeres que han experimentado este fenómeno mencionan que la eyaculación femenina solo acentúa el placer orgásmico. Puede ser que durante el próximo sexo tengas eso en mente. Pero déjate llevar como si nada hubiera pasado, porque para enfocarte demasiado en una cosa en particular, nos perdemos de vista. Por lo demás, ¡diviértete!

22. ¿Cómo puede un hombre mantener su erección?

El orgasmo a menudo se asocia con la eyaculación. Sin embargo, es posible que el hombre disocie los dos. Para esto, los hombres deben internalizar su orgasmo. Esto se ha practicado durante miles de años en la filosofía taoísta, y permite mantener su erección mientras aumenta el placer durante el disfrute. Retener la eyaculación durante el orgasmo aún requiere algo de ejercicio. Hay algunos ejercicios que se aplican diariamente, pero lo primero que un hombre necesita saber es todo su cuerpo para que el placer se extienda por todas partes. Los ejercicios para practicar todos los días controlarán los músculos coccígeos pub responsables de la erección.

23. ¿Cómo puede una mujer ayudar a un hombre a mantener su erección?

Las caricias del compañero ayudan mucho, por su acción mecánica y porque son emocionantes. Esto es, por ejemplo, un buen impulso a lo largo de los años, cuando la erección tarda más en manifestarse. "Pero si la dificultad para mantener la erección se debe al estrés, la estimulación manual no es necesariamente una buena idea, porque puede bloquearla".

24. ¿Cuál es el significado de la felación?

La mamada es el equivalente masculino de cunnilingus. Esta práctica de sexo oral es una de las formas de lograr el disfrute de un hombre. Consiste en estimular el pene con la lengua y la boca realizando movimientos hacia adelante y hacia atrás. Sin embargo, no se limita a un ritmo regular, y las variaciones de velocidad son bienvenidas.

Del mismo modo, es posible alternar las formas de caricias entre cosquillas en el glande o besos en el pene. Use su lengua para lamer y excitar diferentes partes del pene, teniendo en cuenta que la punta es la parte más sensible.

Finalmente, el ideal para la felación no es enfocarse solo en el pene. Con las manos, puede acariciar los testículos o la parte superior del pene mientras estimula el glande con la lengua.

25. ¿Qué es el fetichismo sexual?

Hablamos de fetichismo sexual cuando la excitación es causada por un fetiche, es decir, por una parte del cuerpo, un objeto o una materia dotada de un fuerte poder simbólico.

Cuando el objeto del fetichismo es una parte del cuerpo

En una encuesta realizada en 2004 por investigadores suecos e italianos y dirigida por Claudia Scorolli en la Universidad de Bolonia, se analizaron los datos de cientos de grupos de discusión fetichistas.

No es sorprendente que la pedofilia, el fetichismo de los pies y los dedos de los pies, ocupe el primer lugar en el ranking de "objetos" más adorados. Algunas prácticas involucran el contacto sexual, como el trabajo con los pies, otras implican ser aplastado por el pie o lamer y masticar, mientras que otras solo contemplan los pies pequeños así adulados. De todos modos, el tema se divide porque la pedofobia tampoco es rara.

Los amantes de los fluidos corporales siguen de cerca a los pedófilos, pero también hay pechos fetichistas: mazo filos, nalgas: pigmeos, ombligo: umbilical o nasal: naso filos... ¡En resumen, encontramos un poco de todo!

Cuando el objeto del fetichismo es una prenda

Entre la ropa vienen los pantalones, las faldas, las botas hasta el muslo o los tacones de aguja (altocalciphilie), los guantes y las gafas, pero también, por supuesto, toda la ropa interior y la ropa interior (atestigua el sitio vende-tubragas com que permite para comprar o revender bragas usadas, cuanto más se la use, cuanto mayor sea el valor de las braguitas, también es bueno tomar clases de fetichismo).

Japón ha desarrollado particularmente el concepto de bragas fetichistas (sueros de Buru), dividiéndolo en subcategorías: Panchira, que consiste en mirar las bragas debajo de la falda; el Kagaseya, donde el cliente puede oler los pantalones usados directamente en un modelo; y Namasera: cuando la modelo se quita las bragas directamente frente al cliente.

En cuanto a los uniformes, parecen más cercanos al BDSM que al fetichismo, porque sugiere una puesta en escena que a menudo implica vínculos de subordinación, sumisión y dominación (la enfermera, el oficial de policía, el maestro o la amante...). Para no mezclar todo, volveremos a este otro tema en una publicación futura.

Cuando el objeto del fetichismo es un asunto (dorafia)

Cuero, látex, vinilo, piel, seda, terciopelo e incluso lana...

Todos tienen su tejido favorito. O bien es el efecto de

moldeo y la segunda piel lo que excita, o es el material que

recuerda una sensación táctil apreciada.

A menudo, estos tres objetos del fetichismo están

íntimamente relacionados entre sí: el muslo de vinilo es

para el fetichismo del pie, así como para el calzado y los

textiles.

¿Cómo explicar esta práctica sexual?

Alfred Binet, pedagogo, será el primero en encontrar un

nombre para esta práctica sexual. Este último estudia la

cuestión en artículos filosóficos y, según él; es la

experiencia sexual infantil la que determina la fijación del

fetichismo. "Siempre regresamos a su primer amor",

resume.

Por lo tanto, el fetichismo sería el resultado de una fuerte impresión de que habríamos hecho ciertos elementos de nuestra infancia y que nos habría dejado una huella emocional y simbólica indeleble (ya que intervino en el momento de la construcción psicológica). Lo que podría explicar por qué el fetiche del pie y el zapato es lo primero: cuando eres pequeño, puedes ver el fondo de las personas.

Para los interesados, no faltan noches sobre el tema: "Night elástico" o "Noche demoníaca" en París, "Wasteland" en Amsterdam (obviamente el evento fetiche más grande de Europa)... ¡Usted tiene la opción!

26. ¿Qué es la infertilidad?

La infertilidad es la incapacidad de una pareja para concebir un hijo. Hablamos de infertilidad o infertilidad que el sexo en pareja y que no usa anticoncepción no puede procrear durante más de un año (o seis meses cuando la mujer tiene más de 35 años)).

Para que una mujer quede embarazada, es necesaria una cadena de eventos. Su cuerpo, y más determinados sus ovarios, primero debe producir una célula, el ovo cito, que circula al útero. Allí, en presencia de un espermatozoide, puede ocurrir la fertilización. Los espermatozoides pueden sobrevivir durante 72 horas en el tracto reproductivo femenino y el óvulo debe ser fertilizado dentro de las 24 horas posteriores a la ovulación. Luego de la fusión de estas dos células, se forma un óvulo y luego se implanta en el útero, donde podrá desarrollarse.

La infertilidad puede ser muy difícil para las parejas que desean convertirse en padres pero que no pueden hacerlo. Esta discapacidad puede tener repercusiones psicológicas significativas.

Existen muchos tratamientos para combatir la infertilidad que pueden aumentar las posibilidades de que una pareja se convierta en madre.

Predominio

La infertilidad es muy común ya que afectaría entre el 10% y el 15% de las parejas. Por ejemplo, los Centros para el Control y la Prevención de Enfermedades (CDC) de los EE. UU. Confirman que casi 1 de cada 10 mujeres tendrá dificultades para quedar embarazada. 80 a 90% de las mujeres quedan embarazadas en 1 año y 95% en 2 años. En Canadá, según la Asociación Canadiense de Concientización sobre la Infertilidad (ACSI), casi 1 de cada 6 parejas no podrían concebir en el primer año de suspensión de todos los anticonceptivos.

En Francia, según la encuesta nacional perinatal 2003 y los Observatorios Epidemiológicos de Fertilidad 2007-2008, casi 1 de cada 5 parejas se vería afectada por la infertilidad después de 12 meses sin anticoncepción. Según la encuesta, el 26% de las mujeres quedó embarazada en el primer mes sin anticoncepción y el 32% más de seis meses después (incluido el 18% después de 12 meses y el 8% después de 24 meses) 3.

Incluso si faltan datos, parece que cada vez más mujeres tienen dificultades para quedar embarazadas y también están dedicando más tiempo. Los factores ambientales o infecciosos podrían ser responsables de esta evolución. El sobrepeso también se señala. También se debe saber que la fertilidad disminuye con la edad. Pero las mujeres esperan más a su primer hijo y más tarde, lo que también podría explicar por qué los problemas de infertilidad son cada vez más comunes.

Las causas

Las causas de la infertilidad son muy variadas y pueden afectar al hombre, a la mujer o a ambos miembros de la pareja. En un tercio de los casos, la infertilidad solo afecta al hombre, en otro tercio, solo a la mujer y finalmente, en el tercio restante, a ambos.

En varones

La infertilidad masculina se debe principalmente a la producción insuficiente (oligospermia) o la ausencia total (azoospermia) de espermatozoides en el semen. La azoospermia puede deberse a la falta de producción testicular u obstrucción de los canales que permiten que los espermatozoides migren. Los espermatozoides también pueden tener malformaciones (teratospermia) o inmóviles (astenospermia). El esperma ya no puede alcanzar el huevo y penetrarlo. El hombre también puede sufrir problemas de eyaculación precoz. Luego puede eyacular a la menor excitación, a menudo incluso antes de haber penetrado a su compañero. La dispareunia (relaciones sexuales dolorosas para las mujeres) también puede prevenir la penetración.

En caso de eyaculación retrógrada, la esperma se envía a la vejiga y no al exterior. Algunos factores ambientales, como la exposición a pesticidas o el calor excesivo y demasiado frecuente de saunas y jacuzzis, pueden disminuir la fertilidad al afectar la producción de esperma. Los trastornos más generales como la obesidad, el consumo excesivo de alcohol o el tabaco también limitan la fertilidad masculina. Finalmente, algunos tratamientos contra el cáncer, como la quimioterapia y la radiación, a veces limitan la producción de espermatozoides.

En la mujer

Las causas de la infertilidad nuevamente son múltiples.

Algunas mujeres pueden sufrir anomalías de la ovulación.

La ovulación puede ser inexistente (anovulación) o de calidad mediocre. Con estas anormalidades, no se produce oocito y la fertilización no puede tener lugar. Las trompas de Falopio, que se encuentran entre los ovarios y el útero y permiten que el embrión migre a la cavidad uterina, pueden estar obstruidas (por ejemplo, en caso de salpingitis, inflamación de las trompas o problemas de adhesión después de la cirugía). La mujer puede sufrir de endometriosis, fibroma uterino o síndrome de ovario poli quístico, es decir, un desequilibrio hormonal que causa quistes en los ovarios y se manifiesta por períodos de esterilidad irregulares. Los medicamentos, como los tratamientos contra el cáncer, pueden causar infertilidad. Los problemas de tiroides y la hiperprolactinemia también pueden ser responsables. Esta elevación de la prolactina, una hormona presente durante la lactancia, puede afectar la ovulación.

27. ¿Puede la menopausia afectar la sexualidad?

La menopausia no es una enfermedad sino un fenómeno natural que ocurre en mujeres de alrededor de los 50 años.

El período de la menopausia se caracteriza por el cese de la producción de los ovarios de las hormonas reproductivas, el estrógeno y la progesterona.

Hay dos etapas en la menopausia: la pre menopausia, que dura varios años, marcada por la aparición de períodos irregulares, y la menopausia confirmada, que sigue, que se caracteriza por una interrupción completa de los ciclos menstruales.

La menopausia ocurre cuando una mujer ha tenido períodos menstruales (amenorrea) durante 12 meses consecutivos. El diagnóstico se confirma mediante ensayos hormonales.

La menopausia causa trastornos relacionados con la deficiencia de estrógenos. Se llaman trastornos "climatéricos": describen los cambios endocrinos, físicos y psicológicos que ocurren durante este período.

Detener la producción de hormonas reproductivas aumenta significativamente el riesgo de osteoporosis y enfermedad cardiovascular. Es por eso que, de acuerdo con criterios precisos, algunas mujeres podrán recurrir al tratamiento hormonal de la menopausia (THM).

28. ¿Qué es una parafilia?

En algunas clasificaciones actuales, un conjunto de trastornos de preferencia sexual caracterizados por la búsqueda de placer sexual de un compañero o un objeto inapropiado, o en circunstancias anormales. Este término genérico cubre anomalías como el exhibicionismo, el fetichismo, el roce, la pedofilia, el masoquismo y el sadismo sexual, el travestismo fetichista o el voyerismo. La para filia debe distinguirse en particular de los problemas psíquicos y de comportamiento asociados con el desarrollo sexual y la orientación sexual (por ejemplo, la homosexualidad, que no es, en sí misma, un trastorno) o la disfunción sexual. .

29. ¿Qué causa el sexo doloroso?

A veces, tu acto sexual no ocurre como se espera y el sexo se vuelve incómodo o doloroso. Hay todo tipo de razones que pueden explicar o causar estos genes. Cuando el sexo es desagradable o incluso malo, a menudo es la señal de un problema mayor, como una infección bacteriana o un problema psicológico.

Aquí hay una lista no exhaustiva pero relativamente completa de todas las razones por las cuales el sexo puede ser doloroso.

No estás lo suficientemente lubricado

La falta de lubricación es un problema que enfrentan muchas mujeres. Principalmente afecta a las mujeres en la fase de la menopausia, pero también a las mujeres más jóvenes que sufren desequilibrios, especialmente debido a la píldora, el estrés o las hormonas, la sequedad vaginal puede hacer que el sexo (muy) sea doloroso.

30. ¿El embarazo afecta el sexo?

La sexualidad durante el embarazo es importante para el desarrollo de la pareja y la futura madre. El sexo no representa ningún peligro para el futuro bebé. Sin embargo, el deseo puede ser alterado. Hacer el amor embarazado es beneficioso para el bienestar y la estabilidad de la pareja, ¡incluso se recomienda! Pero para algunos, es más difícil dejarlo ir: después de todo, ya no son dos sino tres.

El embarazo puede ser una bendición para una pareja de sexualidad, ¡o no! El primer trimestre es cierto que la futura madre no tiene el corazón para dormir bajo el edredón: náuseas, dolor de espalda... tantas espaldas que bajan la libido a cero. En cuanto al futuro padre, ver a su esposa embarazada puede tener un efecto desestabilizador e incluso aterrador. Esta mujer con la que comparte placeres carnales ya no está sola: ahora hay tres de ustedes. Muchos padres sienten que están siendo observados.

Algunos papás incluso tienen sentimientos incestuosos durante las relaciones sexuales con su pareja embarazada. El embarazo se refiere a su relación con su propia madre y esto puede ser particularmente inquietante.

Cuando se trata del primer niño, las preguntas se fusionan: ¿la penetración puede dañar a mi hijo? ¿La esperma desencadena el parto? Detenga las ideas recibidas: su hijo no arriesga absolutamente nada y puede continuar estallando debajo de la colcha hasta el día D, ¡no hay problema! Hay pocas posiciones que no podrá hacer: es hora de dejar volar su imaginación.

El embarazo causa cambios físicos y psicológicos en las mujeres. Con esta hermosa barriga que se completa durante los días, la pareja debe adaptarse y explorar una nueva sexualidad. Posiciones nunca antes intentadas, y un consuelo para la futura madre que se ve a sí misma cambiar y siempre se siente deseada, un futuro papá lleno y enamorado... ¡El sexo durante el embarazo es bueno!

La sexualidad desenfrenada durante el embarazo todavía es bastante rara para todas las parejas. A menudo, los hábitos cambian poco antes o durante el embarazo. Las preguntas cliché no surgen para la mayoría de las parejas. Una cosa es segura, desde un momento, con esta puede; todas las posiciones sexuales ya no pueden estar en el programa, y será necesario encontrar nuevas formas, mejor adaptadas, tan sensuales y cómodas para hacer el amor. La posición preferida durante el embarazo para todas las parejas es, como era de esperar, la más adecuada para las curvas de la mujer, la cucharadita.

Futuras mamás, si alguna vez abrazar a tu hombre es más raro, no entres en pánico. La recuperación de una vida sexual intensa puede tomar un poco de tiempo, no regrese hasta después del bebé de llegada. Pero lo importante es mantener entre tu pareja y tú una verdadera ternura, momentos de abrazos, marcas de amor...

Las respuestas sobre el sexo durante el embarazo difieren entre hombres y mujeres. Pero no se asuste, con la ayuda de nuestros sexólogos, ¡lo ayudamos a ver más claramente!

31. ¿Qué es un sueño húmedo?

También se los conoce como "sueños húmedos" y son una fuente de vergüenza para algunos y la ira de los demás;

realmente no necesita preocuparse porque es un proceso natural del cuerpo humano que no designa la inadecuación, física o mental.

El término que los científicos reconocen este fenómeno masculino es "sueño húmedo", que para algunos puede parecer extraño, es más fácil relacionar la contaminación.

La verdad es que la palabra que nos ocupa, en esta ocasión se refiere a la secreción de esperma, siempre involuntario, que no está acompañado de un orgasmo, por las razones que explicaré a continuación.

Antes de continuar, es importante aclarar que no aborda una eyaculación en todos los sentidos de la palabra, ya que en este número de espermatozoides es más alta y expulsado difícil porque los tirones de dispositivos sexuales masculinos alcanzan el clímax de su estado de gran excitación, que ocurre durante el sexo o a través de la masturbación.

Ahora, la contaminación tiende a acompañar el término "noche" porque es en los períodos de descanso durante esta hora del día lo más frecuente. Esto es cierto, esta expulsión generalmente ocurre durante el sueño REM (ojo rápido o movimiento REM para su sigla en inglés), que intenta explicar lo siguiente: la somnolencia ha pasado por dos fases principales, siendo la primera fase ligera, donde las ondas cerebrales ser lento; aproximadamente 90 minutos después de que ingresó al segundo, donde el sueño es más profundo y el cuerpo sufre disminución de la temperatura corporal y del pulso, la audición se vuelve alerta y los ojos se mueven debajo de los párpados hacia adelante y hacia atrás de manera similar cuando mira una película, llamada REM donde ocurren los sueños y el cerebro está tan activo como si estuvieran despiertos; Los expertos dicen que esta fase ocupa solo el 25% del tiempo que se duerme.